Annette Kerckhoff

Prüfungsangst – Selbsthilfe und Naturheilkunde

Was tun bei ...

Prüfungsangst

Selbsthilfe und Naturheilkunde

Annette Kerckhoff

Mit Beiträgen von
Felicia Kleimaier und Stefanie Thees

KVC | VERLAG

KVC Verlag | NATUR UND MEDIZIN e. V.
Am Deimelsberg 36, 45276 Essen
Tel.: (0201) 56305 70, Fax: (0201) 56305 60
www.kvc-verlag.de

Kerckhoff, Annette
Prüfungsangst – Selbsthilfe und Naturheilkunde

Wichtiger Hinweis: Für Angaben über Dosierungsanweisungen und Applikationsformen kann vom Verlag keine Gewähr übernommen werden. Jede Dosierung oder Applikation erfolgt auf eigene Gefahr des Benutzers. Geschützte Warennamen (Warenzeichen) werden nicht besonders kenntlich gemacht.

ISBN 978-3-945150-76-4

2., bearbeitete Auflage

klimaneutral
natureOffice.com | DE-574-179649
gedruckt

Umschlaggestaltung: eye-d Designbüro, Essen
Druck: Union Betriebs-GmbH, Rheinbach

Inhalt

Selbsthilfe und Naturheilkunde

Einleitung

Wohl jeder Mensch kennt die Aufregung, die einen unmittelbar vor einer Prüfung, einem Wettkampf, einem Bewerbungsgespräch, einer Rede oder einem öffentlichen Auftritt ergreift: Die Hände werden schwitzig, der Mund wird trocken, die Nervosität schlägt auf den Magen – und das Gelernte, gut Vorbereitete scheint völlig vergessen, der Kopf leer. Gerade bei Prüfungen kann schon Tage vorher die Panik ausbrechen, so dass man keinen Schlaf findet, regelrecht neben sich steht, von Selbstzweifeln geplagt wird.

Dieser Zustand der Anspannung vor einer Leistungsanforderung ist an sich völlig normal und physiologisch von der Natur durchaus gewollt: Schließlich dient er dazu, Körper und Geist auf ein Leistungsmaximum vorzubereiten.

Mitunter wird jedoch die Angst so stark, dass die damit verbundenen Symptome und Beschwerden belasten und blockieren. Dann sollten Sie gegensteuern, damit Sie im entscheidenden Moment die Ruhe bewahren.

Es gibt viele Möglichkeiten, um sich im Vorfeld und in der akuten Lern- und Prüfungssituation selbst zu stärken und zu stabilisieren. Im besten

Fall kommt es dann erst gar nicht zu ausgeprägter Prüfungsangst, weil der Stress besser abgebaut werden kann. Bewegung, gezielte Ernährung und Entspannungsmaßnahmen können, das zeigen Erfahrung wie Wissenschaft, einen Puffer gegen den mit einer Prüfungssituation verbundenen Stress bieten.

Darüber hinaus gibt es aus dem Bereich der Komplementärmedizin auch Hilfe für die akute Situation direkt vor und während der Prüfung: Ob Ohrakupunktur, Ohrakupressur, Homöopathie oder Pflanzenheilkunde – das Spektrum der unterstützenden Möglichkeiten ist groß.

Bereits Ende der 1990er Jahre wurde von der Carstens-Stiftung eine experimentelle Studie zur Wirkung der Ohrakupunktur auf Psyche und Hormone in einer akuten Stresssituation gefördert. Diese von Holger Brockmeyer durchgeführte Untersuchung wird im Kapitel „Der Tipp aus der Wissenschaft“ näher beschrieben.

Übrigens: Der Erlös auch dieses Ratgebers fließt in die Stiftungsarbeit von Carstens-Stiftung : Natur und Medizin und weitere Forschungsprojekte.

Im Laufe der Recherche zu diesem Band wurde deutlich, was vielen sicherlich klar ist: Welche

Strategie individuell hilft, um die Aufregung zu bekämpfen und die Nerven zu bewahren, kann sehr unterschiedlich sein. So möchte ich hiermit verschiedene Bausteine erfolgreicher Selbsthilfestrategien vorstellen – in der Hoffnung, dass Maßnahmen dabei sind, die auch Ihnen helfen, die nächste Prüfung entspannter, gelassener und vor allem angstfreier anzugehen.

Mein Dank gilt Holger Brockmeyer für seine aufschlussreiche Studie, Daniela Hacke und Petra Koczy für die Literaturrecherche, Dr. Harald Hoppe für seine Ernährungstipps für Prüfungszeiten und Dr. Matthias Wischner für die Empfehlung homöopathischer Arzneimittel.

Für die 2. Auflage wurden ein Textabschnitt einer Studienarbeit zu den Effekten von Meditation bei Stress von Felicia Kleimaier, B.Sc. Komplementärmedizin und M.Sc. Gesundheitswissenschaften eingefügt (Kapitel „Meditation und Achtsamkeit"). Ein weiterer Dank gilt Stefanie Thees, B.Sc. in Public Health, von der wir in diesem Band einen Text über Brainfood übernehmen durften.

Grundlagen und Definitionen

Stress

Was ist Stress?

Eine der wichtigsten Stressdefinitionen stammt aus dem Jahr 1936 von dem österreichisch-kanadischen Arzt Hans Seyle (1907–1982). Seyle war ein kreativer und innovativer Wissenschaftler, den man auch als "Einstein of medical research" bezeichnete. Er definierte Stress als „unspezifische, psychische und somatische Reaktion des Körpers auf jegliche Anforderung". Die Anforderungen werden als Stressoren bezeichnet.

Stressoren sind alle Faktoren, die Stress erzeugen: Ganz einfache physikalische Zustände wie Lärm, Hunger oder Hitze, aber auch Gefahren, Bedrohungssituationen (auch das **Gefühl** der Bedrohung reicht schon, um eine Stressreaktion auszulösen) und – wie in der Prüfung – Situationen, in denen eine bestimmte Leistung erbracht werden muss. Man nennt derartige Anforderungen auch „Leistungsstressoren". Sie können mit sehr starken Belastungen einhergehen, insbesondere dann, wenn man sich von den Anforderungen überfordert fühlt. Ob der Mensch eine Situation oder Anforderung gut oder schlecht erlebt, ist individuell sehr verschieden. Seyle betonte, dass Stress nicht etwas ist, was uns zugefügt wird, sondern wie wir darauf reagieren. So beschrieb er in den frühen 1970er Jahren zwei unterschiedliche Arten von Stress: Eustress und Distress. Verschieden sind auch die psychische und körperliche Reaktion: Eustress, der „gute" Stress, regt an, mobilisiert. Distress, der „schlechte" Stress, führt zu Überforderung und letztlich zu Erschöpfung.

Körperliche Reaktionen auf Stress

Der menschliche Körper reagiert auf eine ganz bestimmte Art und Weise auf die verschiedenen Stressoren: Im vegetativen Nervensystem wird der Sympathikus, ein Schenkel des vegetativen Nervensystems, aktiviert. Der Sympathikus ist für Aktivität, Leistung und Energieabbau zuständig, aber auch für die schnelle Reaktion auf äußere Reize. Er sorgt für die Durchblutung von Herz, Lunge und Skelettmuskeln, drosselt aber die Aktivität von Magen, Darm, Nieren, Leber etc. Unter Einfluss des Sympathikus werden Atmung und Herzschlag beschleunigt, der Blutdruck steigt, in den Nebennieren werden „Stresshormone“ wie das Adrenalin ausgeschüttet.

Resilienz

Ein wichtiger Begriff bei akutem und anhaltendem Stress ist die „Resilienz“. Unter „Resilienz“ wird die Fähigkeit des Einzelnen verstanden, mit Belastungen oder Krisen umzugehen und sie zu bewältigen. Die in diesem Ratgeber zu Beginn des Kapitels „Selbsthilfe und Naturheilkunde“ vorgestellten Maßnahmen – vor allem Bewegung, Entspannung, Achtsamkeit und Ernährung – dienen dazu, Körper und Seele robuster zu machen. Der Stress wird zwar nicht reduziert, man kommt aber besser mit ihm zurecht.

Prüfungsangst

Jede Prüfung stellt eine akute hohe Leistungsanforderung dar. Im Moment der Prüfung muss der Prüfling möglichst Bestleistung im Hinblick auf Konzentration, Gedächtnis, Denkfähigkeit bzw. die körperliche Leistungsfähigkeit bei praktischen Prüfungen, Sportwettkämpfen etc. erbringen. Für diesen Moment hat er trainiert, auf diesen Moment kommt es an.

Beschwerden und Symptome

Der Körper reagiert auf die (erwartete) Leistungsanforderung mit einem massiven Stressreiz, einer unmittelbaren Stimulation des Sympathikus, um in der bevorstehenden Situation, d. h. in der Prüfung, möglichst leistungsfähig zu sein. Kommt es jedoch, wie oben beschrieben, zu einem Distress, d. h. wird der Stress als übermäßig empfunden, kann dies zu Beschwerden und Leistungseinbußen führen.
Prüfungsangst, d. h. Angstzustände, die im Zusammenhang mit akuten Leistungsanforderungen auftreten, kann mit unterschiedlichen Beschwerden einhergehen, die in verschiedenen Schweregraden auftreten: Sie reichen von leichter Nervosität vor der Prüfung über deutliche körperliche und psychische Beschwerden bis hin zum völligen Versagen in der Prüfungssituation selbst, dem Blackout.

Die folgende Übersicht verdeutlicht einige typische Beschwerden im Vorfeld der Prüfung und während der Prüfung.

Körperliche Beschwerden	
In der Prüfungssituation	**Im Vorfeld**
- Schwitzen, schwitzige Hände - Trockener Mund - Übelkeit - Plötzlicher Harn- oder Stuhldrang - Schwindel - Rote Flecken - Herzklopfen - Veränderung der Atmung	- Schlafstörungen - Konzentrationsstörungen - Heißhunger auf Süßes - Innere Unruhe - Kopfschmerzen - Durchfallneigung, Verstopfung, Übelkeit - Müdigkeit - Emotionale Labilität (z. B. Unruhe, Panikattacken, Heulkrämpfe)

Gedankliche Symptome	
In der Prüfungssituation	**Im Vorfeld**
- Denkblockaden Konzentrationsstörung - Selbstzweifel - Beeinträchtigung des aufgabenbezogenen Denkens (Blackout) - Beeinträchtigung der Wiedergabe des Gelernten	- Verhinderung von optimaler Informationsaufnahme - Beeinträchtigung des Lernens durch negative Gedanken an die Prüfungssituation - Grübeln

→ Aufmerksamkeit auf körperliche Angstsymptomatik und weitere Probleme, sich auf den Prüfungsstoff zu konzentrieren

Problematische Verhaltensweisen	
Direkt vor der Prüfung	**Im Vorfeld**
Vermeidungsverhalten bzw. „Fluchtverhalten“, z. B. Verschieben der Prüfung	- Unregelmäßiges, oft ungesundes Essen - Hoher Zuckerkonsum (Schokolade) - Hoher Nikotin-, Kaffee- und Alkoholkonsum - Wenig Bewegung - Wenig Schlaf

Individuelle Unterschiede

Die Erfahrung zeigt – und verschiedene psychologische Studien belegen dies – dass Menschen außerordentlich unterschiedlich mit Prüfungssituationen umgehen: Nicht immer sind diejenigen, die sich besonders gut und gründlich vorbereitet haben, auch am ruhigsten und die am schlechtesten Vorbereiteten diejenigen, bei denen die Prüfungsangst besonders stark auftritt. Im Gegenteil: Oft ist es genau umgekehrt. Und auch der Umgang mit Zeitdruck kann außerordentlich variieren: Viele Menschen können überhaupt nicht unter Zeitdruck arbeiten, sind wie

blockiert, können nichts mehr aufnehmen. Andere laufen erst kurz vor der Prüfung zu Hochformen auf, sind in der Prüfung gelassen und „cool", selbst wenn sie sich kaum vorbereitet haben. Beneidenswert!
Auch die Art, wie bei einheitlich guter Vorbereitung die Prüfung selbst bewältigt wird, kann sehr unterschiedlich sein: Manche Menschen bringen in der Prüfung selbst sehr gute Leistungen. Andere bringen diese Leistungen im Training, in der eigentlichen Prüfung selbst kommt es dann aber zu einem deutlichen Leistungsabfall. Man spricht hier auch von „Trainingsweltmeistern".

Angst in angemessenem Ausmaß

Unabhängig von diesen individuellen Unterschieden muss zwischen der real begründeten, verständlichen und angemessenen Angst und der irrationalen, übertriebenen Angst unterschieden werden. Wenn man eine schwere Prüfung mit umfangreichem Stoff und einem bekanntermaßen strengen Prüfer vor sich hat, diese Prüfung vielleicht sogar nur einmal absolvieren kann, ist die Prüfungsangst völlig normal

– und steigt verständlicherweise, wenn man kurz vor der Prüfung realisiert, wie viel zu lernen war, dass die Anforderungen höher sind, man sich mit Unwichtigem aufgehalten hat und die Zeit eigentlich nicht reicht, um den Lernstoff durchzuarbeiten.
Eine solche, real begründete Angst kann als normal eingestuft werden, sie lässt sich durch Lernstrategien und gutes Zeitmanagement mit zielorientiertem Lernen, rechtzeitigem Beginn etc. meistern.

Übertriebene Prüfungsangst und Blackout

Die Prüfungsangst muss als übertrieben bis neurotisch bezeichnet werden, wenn die Anforderungen gut bewältigt werden können, man gut vorbereitet in die Prüfung geht, die Prüfer wohlwollend sind, die Prüfung wiederholt werden kann – und dennoch eine starke Angst auftritt.
Eine besondere Form der Prüfungsangst ist der Blackout in der Prüfungssituation selbst. Es kommt zu einer Denkblockade: Die Angst manifestiert sich auf der Denkebene, so dass das Gelernte nicht mehr abgerufen werden kann. Diese

Denkblockade kann im Laufe einer Prüfung noch zunehmen und zu einem wahren Teufelskreis führen: Die geforderte richtige Antwort fällt einem nicht ein, die Selbstzweifel beginnen, man versucht verzweifelt, die Antwort zu rekonstruieren, die Pause ist unerträglich, man möchte aufgeben, hat das Gefühl zu versagen, gibt eine Antwort, die dann doch falsch ist. Nun kann man sich gar nicht mehr konzentrieren, sieht die eigenen Felle davonschwimmen, ärgert sich über sich selbst, verzweifelt – und gibt auf. Eine Situation, die wohl jeder mehr oder minder kennt.

Stress bei Studierenden

Eine neue Studie der AOK vom Herbst 2016 mit mehr als 18 000 Studierenden zeigte: Die Studierenden von heute sind überdurchschnittlich gestresst. Über 50 % gaben ein hohes Stresslevel an – Zeit- und Leistungsdruck, Angst vor Überforderung. Viele sehen den erhöhten Stress (der noch höher liegt als bei den Arbeitnehmern) in den Folgen der Bologna-Reform. Als Folgen wurden Schlafstörungen, Konzentrationsschwierigkeiten und allgemeine Lustlosigkeit genannt.

Ohrakupunktur bei Prüfungsangst

Gegen die Prüfungsangst gibt es erfolgreiche Strategien. Auf den folgenden Seiten geht es um eine von der Carstens-Stiftung geförderten Studie, um Hinweise aus der Wissenschaft und um die Traditionelle Chinesische Medizin.

Durchführung der Studie

In der Doktorarbeit von Holger Brockmeyer, wurde der Effekt von Ohrakupunktur bei Stressbelastung geprüft. Diese Stressbelastung wurde durch eine simulierte Situation, bei der von den Probanden verlangt wurde, aus dem Stegreif heraus eine öffentliche Rede zu halten, erzeugt. In der Studie wurden drei Behandlungsformen verglichen: Ohrakupunktur, Placebo-Lasertherapie und Placebo-Akupunktur. Eingeschlossen waren 96 Personen.
Alle Probanden erhielten zu Beginn Fragebögen zur momentanen subjektiven Befindlichkeit und eine Messung des Kortisols im Speichel. Kortisol ist ein Hormon, das in besonderem Maße bei

Stress ausgeschüttet wird und damit einen wichtigen Indikator für Stress darstellt. Den Probanden wurde anschließend eröffnet, dass sie eine halbe Stunde später eine Rede zu einem noch unbekannten Thema vor einer Expertengruppe halten müssten. In dieser so genannten „Antizipationsphase“ potenziert sich erfahrungsgemäß der Stress durch die Ungewissheit und das Unkontrollierbare.

Das Thema – ein Bewerbungsmonolog für ihren Traumjob – wurde den Studienteilnehmern 10 Minuten vor dem eigentlichen Redebeginn bekannt gegeben. Sie wurden nun mit Ohrakupunktur, Laserakupunktur oder Placebo-Akupunktur behandelt. Bei der Ohrakupunktur wurde mit Akupunkturnadeln an tatsächlichen Akupunkturpunkten genadelt (und die Akupunkturnadeln im Ohr belassen), bei der Placebo-Akupunktur wurden „falsche“ Punkte genadelt. Die Akupunkturnadeln wurden ca. 20 Minuten in den Punkten belassen.

Bei der Placebo-Laserakupunktur, ursprünglich als Placebokontrolle gedacht, wurden die echten Akupunkturpunkte mit einem kleinen Laserakupunkturgerät behandelt, d. h. das Gerät auf die

Punkte aufgesetzt und für mehrere Minuten hier belassen, der Laser aber nicht eingeschaltet.

Ergebnisse der Studie

Die Studie brachte interessante Ergebnisse zutage. Im Vergleich zu der Placebo-Akupunktur wurde die Kortisolkonzentration der Gruppe mit der Ohrakupunktur und der Placebo-Lasertherapie reduziert. Zudem wurde in diesen Gruppen die Wachsamkeit erhöht.
Auffällig waren die guten Ergebnisse in der Placebo-Lasertherapiegruppe. Sie könnten damit erklärt werden, dass mit dem Lasergerät eine ungewollte Akupressur erfolgte, welche ebenfalls stressreduzierende Effekte hatte. Inzwischen weiß man, dass die Areale der Akupunkturpunkte etwas größer sind als zuvor angenommen, so dass vermutlich auch die Behandlung der Bereiche im Umfeld der eigentlichen Akupunkturpunkte einen Effekt hat.

Akupunktur

Die Akupunktur ist neben der Kräuterheilkunde und einfachen physikalischen Maßnahmen eine wichtige Therapieform der Traditionellen Chinesischen Medizin (TCM). Sie bezeichnet das Einstechen von Nadeln an bestimmten Punkten auf den so genannten „Meridianen“, das sind energetische Leitbahnen, welche die Hautoberfläche mit Muskeln und inneren Organen verbinden. Durch die Meridiane fließt, so die Vorstellung, die Lebensenergie Qi, wobei sich der Mensch stets im Spannungsfeld der polaren Kräfte Yin und Yang bewegt.

Krankheiten werden als Ausdruck oder als Folgeerscheinungen von Stockungen im Energiekreislauf, bzw. von einem Ungleichgewicht zwischen Yin und Yang verstanden. Durch die Akupunktur werden energetische Blockaden behoben, der Energiefluss normalisiert wie auch eine Fernwirkung auf die mit diesem Meridian in Verbindung stehenden inneren Organe erzielt.

Die Zahl der klassischen Akupunkturpunkte liegt zwischen 300 und 400. Während früher die Akupunkturpunkte ausschließlich theoretisch gelernt wurden und ihr korrektes Auffinden eine Frage der Erfahrung war, gibt es heute Messgeräte, mit denen die Punkte, die einen erniedrigten Hautwiderstand aufweisen, gefunden werden können.

Ohrakupunktur

Die Ohrakupunktur beruht auf der Vorstellung, dass sich im Ohr der gesamte Organismus abbildet und somit eine Behandlung des Ohres Fernwirkungen auf den Gesamtorganismus hat. Die folgende Abbildung zeigt die Ohrmuschel mit den entsprechenden Körperzonen.

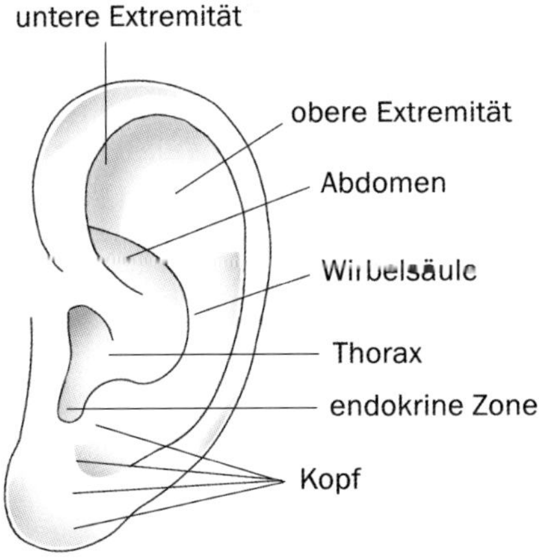

Die Vorstellung, dass sich der gesamte Körper in einem einzigen Körperteil (hier das Ohr) abbildet, ist nicht auf die Ohrakupunktur beschränkt. Auch die Fußreflexzonentherapie ist ein Beispiel dafür, dass über die Behandlung vom Fuß Fernwirkungen auf andere Bereiche des Körpers erreicht werden können.

In der Studie wurde an beiden Ohren eine Kombination von fünf Ohrakupunkturpunkten genadelt, die sich bei Prüfungsangst bewährt hatten:

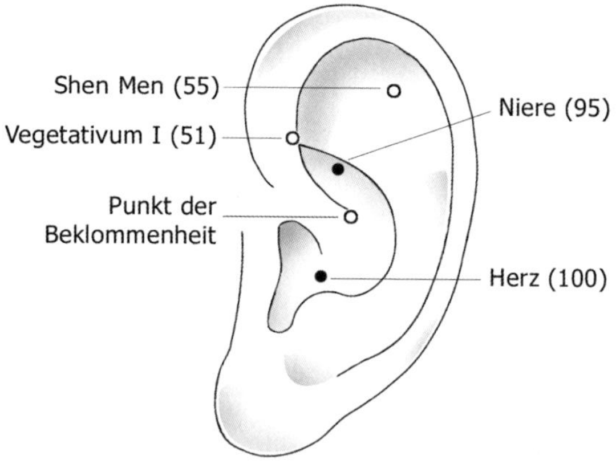

Zur besonderen Bedeutung dieser Punkte:

- **Shen Men (55)** bedeutet „Tor der Götter" und ist einer der wichtigsten und meist genadelten Punkte der Ohrakupunktur. Seine Wirkung ist entzündungshemmend, schmerzlindernd, beruhigend und ausgleichend.

- **Herz (100)** (xin) wird besonders bei Indikationen wie psychischer Labilität, Schlafstörungen, depressiven Verstimmungen und nervösen Herzrhythmusstörungen genadelt. In späteren Arbeiten wird hier noch die Indikation „Prüfungsangst" hinzugefügt und von einem „Vegetativen Herzpunkt" gesprochen. Dabei ist das Herz im chinesischen Sinn nicht nur „der Motor des Kreislaufes", sondern spielt eine wichtige Rolle für die Psyche. In der Traditionellen Chinesischen Medizin (TCM) ist das Herz die Residenz des Geistes.
- **Niere (95)** (shen) ist ein wichtiger Punkt bei funktionellen Erkrankungen (Erkrankungen ohne organische Manifestation) im Urogenitaltrakt. Neuere Autoren weisen auf die Wirkung bei Schwächen, Schmerzen und Erkrankungen der Niere und Nebenniere hin und fügen noch die Prüfungsangst und psychovegetative Befindlichkeitsstörungen als Indikationen hinzu. Auch wird hier auf den Zusammenhang zwischen der Stimulation des Punktes und der Kortisolausschüttung der Nebenniere verwiesen. In der Chinesischen Medizin

bezeichnet man die Niere unter anderem als die „Residenz" der Willenskraft zhi. Dies bedeutet, dass bei einer starken Niere der Geist auf Ziele gerichtet ist, die er mit ungeteilter Aufmerksamkeit verfolgt.

- Der **Punkt der Beklommenheit** (zhin dian) wird auch als „Endpunkt der Plexus-solaris-Zone" oder „Verzweigungspunkt" bezeichnet, als Indikationen gelten Einnässen, Examensangst, Lampenfieber und funktionelle Magenbeschwerden.
- **Vegetativum I (51)** (jiao gan) stellt einen sehr wichtigen Punkt dar, der bei allen Erkrankungen unterstützend und mit gutem Erfolg genadelt wird. Insbesondere werden hier Krankheiten erwähnt, die „vegetativ überlagert" sind, wie z. B. Erkrankungen des Magen-Darmtraktes, erhöhter und erniedrigter Blutdruck und Kollaps. Auf die krampflösende, entspannende und ausgleichende Wirkung dieses Punktes wird an anderer Stelle hingewiesen. Zudem wirkt er schmerzlindernd und kann bei Koliken und abdominellen Schmerzen genadelt werden.

Akupressur

Bei der Akupressur werden die Meridianpunkte durch Druckmassage stimuliert. Akupressur ist eine sehr gut geeignete Methode, um Alltagsbeschwerden zu behandeln. Sie ist einfach zu lernen, praktisch und vor allem jederzeit verfügbar.

Zur Technik
Bei der Akupressur werden die Fingerkuppen auf dem jeweiligen Punkt aufgesetzt und dieser nun spürbar gedrückt, wobei kreisende Bewegungen im Uhrzeigersinn durchgeführt werden. In aller Regel wird die Akupressur mit Zeigefinger oder Daumen durchgeführt, bisweilen sogar mit dem Fingernagel. Der einzelne Punkt wird ca. 90 Sekunden lang kreisend gedrückt, also nur eine recht kurze Zeit.

Prägen Sie sich die auf in den Abbildungen dargestellten Akupunkturpunkte ein und behandeln Sie sie im Vorfeld der Prüfung durch Druckmassage. Sollten Ihnen die genauen Orte in der Prüfungssituation nicht mehr gegenwärtig sein – es kommt nicht ganz genau darauf an. Selbst eine sanfte Massage der Ohrmuschel kann Konzentration und Denkleistung verbessern.

Stressmanagement durch Ordnung

Die Ordnungstherapie findet sich bereits in der antiken „diaita", der Kunst der rechten Lebensführung. Sie ist vor allem in Form der Ordnungstherapie von Sebastian Kneipp bekannt. Sie zielt auf eine Ordnung des Tagesablaufes, aber auch eine innere, gedankliche Ordnung ab. Wichtig ist ein Gleichgewicht zwischen Aktivität und Entspannung, Ruhe und Bewegung. Eine derartige Ordnung im Alltag zu schaffen, ist ein wichtiges Instrument der Gesundheitsförderung.

Körper und Geist stärken

Durch ordnungstherapeutische Ansätze lässt sich die Resilienz (die Fähigkeit, Krisen zu bewältigen) und damit auch die Stressresistenz verbessern. Vor allem gilt: Wer bereits in guten Zeiten etwas dafür tut, den Organismus zu stärken und auch Wege zu finden, Stress abzubauen, ist in Belastungszeiten noch besser aufgestellt – erstens, weil man ohnehin stabiler in die Belastungszeit

„hineingeht“, zweitens, weil man auch in der Belastungszeit Mittel und Wege kennt, den Stress abzubauen, Körper und Geist zu regenerieren. Die Chancen, diese Verhaltensweisen auch in der Belastungszeit umzusetzen, sind deutlich höher, wenn man sie sich zur festen Gewohnheit gemacht hat.

Den Tag strukturieren

Eine allgemeine Empfehlung der Ordnungstherapie geht dahin, auch in der Prüfungszeit einseitige Belastungen zu vermeiden (z. B. das lange Sitzen am Schreibtisch) und vor allem durch Bewegung einen körperlichen Ausgleich zu schaffen. Ordnungstherapeutisch sinnvoll ist auch die Strukturierung des Tagesablaufes. Dazu gehören vor allem regelmäßige Pausen, die Unterbrechung der Schreibtischarbeit für Mahlzeiten und regelmäßige Bewegungseinheiten. Ein kurzes Nickerchen (Powernapping) steigert die Leistungsfähigkeit.
Halten die Belastungsphasen über mehrere Wochen an, ist es sinnvoll, ganz bewusst regenera-

tive Aktivitäten (Sauna, Dampfbad) und bewusste Entspannung oder Unterhaltung einzuplanen.
Gleichzeitig rät die Ordnungstherapie, möglichst nicht mehrere Dinge gleichzeitig zu tun, sondern sich auf das zu konzentrieren, was man gerade tut. Generell ist es günstiger, seine Aufmerksamkeit immer auf eine Beschäftigung zu lenken und beispielsweise nicht gleichzeitig am Rechner zu sitzen und zu essen (oder gleichzeitig Mails zu beantworten und zu telefonieren). Vor diesem Hintergrund rät die Ordnungstherapie, auch bzw. insbesondere in der Zeit vor einer Prüfung den Alltag zu strukturieren in Lern-, Essens-, Bewegungs- und Entspannungsphasen.

Gewohnheiten und Rituale pflegen

Grundsätzlich wirken Gewohnheiten und Rituale stabilisierend und stressmindernd: Bekanntes und Gewohntes entspannt und beruhigt, Neues aber kann verunsichern und irritieren.
Bedenken Sie aber, dass nur durch Neues eine Weiterentwicklung stattfindet, denn wer permanent in der „Komfortzone" bleibt und sich nicht

immer wieder neuen Kontakten, neuen Situationen oder neuen Herausforderungen stellt, der wird umso gestresster sein, wenn es zu Veränderungen in seinem Leben kommt).
In einer Prüfungssituation hat man Angst davor, zu versagen, sich den Lernstoff nicht merken zu können etc. Was einem bevorsteht, was auf einen zukommt, ist aber auch neu und ungewiss – da sind vertraute Rituale wohltuend: Morgens das Müsli mit Banane und Apfel frühstücken, dann in der Zeitung lesen, abends vor dem Zubettgehen noch eine Runde um den Block gehen oder zumindest 10 Atemzüge vor dem geöffneten Fenster machen etc.
Dies bestätigt sich übrigens auch in einer Forschungsarbeit vom November 2016: Eine Gruppe vom Institut für Gesundheitswissenschaften, Abteilung für Ernährung, Konsum und Mode der Pädagogischen Hochschule Schwäbisch Gmünd hat herausbekommen, dass sich bei 28 untersuchten Bachelorstudenten die Ernährung zu Beginn des Semesters und während einer „natürlichen Stressphase", d. h. der Prüfungsphase nicht verändert. Damit gilt Ernährung als eine vergleichsweise robuste Verhaltensweise.

Auffällig war übrigens auch, dass in der Prüfungszeit signifikant weniger Alkohol konsumiert wurde und gleichzeitig ein Anstieg des Nusskonsums verzeichnet werden konnte (Eßwein et al. 2016).

i Alle Elemente der Ordnungstherapie – ob bewusste Ernährung, Bewegung, Entspannung oder Stressmanagement – sollten möglichst im Vorfeld einer Prüfung, d. h. in der stressfreien Zeit, erlernt werden. So steigt die Chance, sie auch in der Belastungsphase sinnvoll umsetzen und effektiv nutzen zu können, deutlich an.

Stressabbau durch Bewegung

Berücksichtigt man die Tatsache, dass wir von unserer Biologie her auf Stress mit Anspannung der Muskeln, mit erhöhtem Blutdruck und schnellem Herzschlag reagieren, ist Bewegung die beste und natürlichste Gegenreaktion auf Stress. Bereits instinktiv sind wir im Stress auf Flucht oder Kampf (flight or fight) vorbereitet, so dass verstärkte Bewegung in Prüfungszeiten eine natürliche Möglichkeit ist, den Stress abzubauen. Auch wenn man bislang eher ein „Bewegungsmuffel" ist, bietet diese Situation einen guten Anlass, die Gewohnheiten zu ändern.

Leichter fällt es sicherlich Menschen, bei denen Bewegung und Sport ohnehin zum Alltag gehören. Aber gerade, wenn man viel am Schreibtisch sitzt, wird der Ausgleich als angenehm empfunden werden, bietet er doch die Möglichkeit, den einseitig belasteten Körper zu dehnen und zu bewegen, Sauerstoff zu tanken, angestaute Gefühle abzubauen, auf andere Gedanken zu kommen. Denn auch wenn man im Prüfungsstress den Eindruck haben könnte, die Zeit für das Lernen zu brauchen, so lohnt es sich doch, eine Pause zu machen, zum Yoga zu gehen, eine Runde zu joggen,

Fahrrad zu fahren oder zügig spazieren zu gehen, um sich auf die nächste Lernphase vorzubereiten.

In jedem Fall ist es in Stresssituationen (und auch sonst) gut, jeden Tag einen zügigen Spaziergang zu machen – möglichst bei Tageslicht. Zusätzlich zur Bewegung hat das Licht einen günstigen Einfluss auf den Hormonhaushalt und wirkt depressiven Verstimmungen entgegen.

Stressabbau durch Entspannung

Bei Prüfungsangst kommt es zu einer Daueraktivität des Sympathikus. Wir stehen unter Strom und sind auf die Aktivität von Muskeln, Herz und Lunge eingestellt. Die Folge ist: Regeneration und Erholung leiden ebenso wie Verdauung, Entgiftung und Schlaf. Verschiedene Studien zeigen, dass regelmäßig ausgeführte Entspannungstechniken und Yogaübungen zu einer Verminderung der Stresssymptomatik in der Prüfungssituation führen (Khalsa et al. 2009). Interessant ist, dass Jon Kabat-Zinn bereits 1992 den Einfluss achtsamkeitsbasierter Stressreduktion untersuchte und sich diese Techniken mittlerweile immer mehr zur Behandlung von stressbedingten Erkrankungen durchsetzen.

Meditation und Achtsamkeit

(Felicia Kleimaier)

> *Was die tägliche Körperpflege für den physischen Körper ist, das ist die Meditation für die Seele und den Geist* (Edgar Cayce, 1877–1945).

Während Meditation lange ausschließlich mit Klöstern und dem Buddhismus in Verbindung gebracht wurde, ist sie in den letzten Jahren präsenter denn je und erfreut sich wachsender Beliebtheit. Offensichtlich haben viele Menschen in der westlichen hochtechnisierten Informations- und Dienstleistungsgesellschaft das Bedürfnis nach Momenten von „Entschleunigung“, Ausgleich und Erholung. Das Wort „Mediation“ hat seinen Ursprung im Lateinischen (von meditatio – sich auf die Mitte ausrichten, meditari – nachdenken, nachsinnen). Im Duden findet man unter dem Stichwort Meditation die Bedeutung „kontemplative Versenkung und sinnliche Betrachtung“. Thich Nhat Hanh, buddhistischer Mönch und Zen-Meister, beschreibt Meditation als Innehalten, Konzentration und Beruhigung des Geistes (shamata) und tiefes Schauen (vipashyana), das zur Einsicht und Erkenntnis führt.

Es gibt keine einheitliche Definition zum Begriff „Meditation“. Besonders hervorgehoben werden soll an dieser Stelle jedoch die Definition von Walsh und Shapiro:

> Der Begriff Meditation bezieht sich auf eine Gruppe selbstregulatorischer Praktiken, die Aufmerksamkeit und Bewusstheit trainieren,

um mentale Prozesse unter stärkere freiwillige Kontrolle zu bekommen und damit allgemeines Wohlbefinden und Entwicklung und/ oder spezifische Fertigkeiten wie Ruhe, Klarheit und Konzentration zu fördern (Walsh 2006: 228 f.).

Wann genau die Meditation entstand, ist nicht geklärt. Es wird aber angenommen, dass Meditationstechniken bereits vor dem Daoismus und dem Buddhismus entwickelt waren und später in allen Weltreligionen aus ihrer eigenen religiösen Sicht heraus Methoden abgeleitet wurden, um ihrem Göttlichen näher zu kommen und im Gebet oder in ihrer Lebensweise eine spirituelle Bewusstseinserweiterung zu erlangen.
Zu den bewegten Meditations- und Achtsamkeitsübungen zählen Yoga, Tai Chi und Qigong, die Achtsamkeit in Form körperlicher Übungen schulen. Allen Übungen ist gemein, den Fokus auf Atmung und Körpergefühl zu legen.
Meditation soll also als Übung und Prozess verstanden werden, um sich seiner Selbst und seines eigenen Körpers bewusst zu werden und positiv auf Körper und Geist einzuwirken.

Wie aktuelle Forschungsergebnisse belegen konnten, sind Entspannungsverfahren, die den Fokus auf die verstärkte Selbstwahrnehmung legen – schwerpunktmäßig in der psychosomatischen Medizin und den Gebieten der Schmerz- und Stressmedizin – vollständig integrierbar. Außerdem halten sie vermehrt Einzug in den normalen Alltag, um Stressreaktionen und drohenden Erschöpfungszuständen frühzeitig entgegenwirken zu können.

Praktische Übung: Atemmeditation

Sitzen Sie gerade und entlassen Sie körperliche Spannung. Legen Sie Ihre Hände bequem in den Schoß. Schließen Sie Ihre Augen für eine Minute oder zwei und nehmen Sie wahr, was sich in Ihrem Innern bewegt. Richten Sie Ihre Aufmerksamkeit auf den Atem. Sie spüren, wie die Atemluft in den Körper hineinfließt, wie der Körperraum sich weitet, bis der Einatemzug zu seinem Ende kommt.

Nach einer kleinen Pause beginnt der Ausatemzug. Der Körperraum sinkt ein wenig ein, und die Luft verlässt den Körper durch die Nase oder den Mund. Wieder tritt eine kurze Pause ein, bevor der nächste Einatemzug beginnt.

Nach einigen Atemzügen wird Ihr Geist wahrscheinlich Gedanken erzeugen, und Ihre Aufmerksamkeit wird versucht sein, diesen Gedanken zu folgen. Sobald Sie dies bemerken, führen Sie den Fokus zurück zum Atem.

Bleiben Sie in diesem Raum der veränderten Wahrnehmung für einige Minuten und enden Sie ganz bewusst mit einem Atemzug, den Sie von Beginn bis Ende mit Ihrer Aufmerksamkeit begleiten (Quelle: Paul, Michalsen 2008).

Achtsamkeit – Mindfulness-based stress reduction

„Mindfulness-based stress reduction“, kurz MBSR, ist ein Übungsprogramm, das von Jon Kabat-Zinn und seinen Mitarbeitern der Stress Reduction Clinic an der Universität von Massachusetts in Worcester (USA) entwickelt wurde. Das MBSR-Training besteht aus einfachen Körperübungen aus dem Yoga, einem „Body Scan“, bei dem die Teilnehmer mit besonderer Aufmerksamkeit auf sich und ihren Körper gerichtet in ihren Körper hineinspüren und alle Körperregionen und auftretende Empfindungen wahrnehmen, sowie Meditation in der Stille und eine Gehmeditation.

Ein MBSR-Kurs besteht aus acht jeweils wöchentlich stattfindenden Sitzungen, die etwa 2,5 Stunden dauern. Dazu kommt eine Tagesveranstaltung von ca. 6 Stunden. Außerdem wird das eigene Üben von 30–60 Minuten täglich angeregt (vgl. MBSR-Verband 2015).

Mittlerweile wird das MBSR-Programm in vielen von Kliniken und Gesundheitszentren weltweit erfolgreich angewandt. Auch in Deutschland hat das Programm seit den neunziger Jahren seinen Einzug gehalten. Es gibt ein standardisiertes Ausbildungs-Curriculum zu dieser Methode, was ihre Qualität sicherstellt und dadurch in Forschungsarbeiten Objektivität, Validität und Reliabilität gewährt.

Zahlreiche wissenschaftliche Arbeiten belegen die Wirksamkeit des Programms und dokumentieren die gesundheitsfördernden Aspekte von MBSR: anhaltende Verminderung von körperlichen und psychischen Symptomen, effektivere Bewältigung von Stresssituationen, erhöhte Fähigkeit zur Entspannung, wachsendes Selbstvertrauen und Akzeptanz, mehr Lebensfreude und Vitalität (www.mindfullivingprograms.com/mbsr_background.php).

Die meisten Studien untersuchten MBSR im Zusammenhang mit psychischen Symptomen, Schmerzen oder chronischen Erkrankungen. Auch das Thema Stress gewinnt immer stärker an Bedeutung und wurde in den letzten Jahren vermehrt zum Forschungsgegenstand.

Ein praktischer Tipp zur Durchführung:
Um das Thema noch populärer und Meditation für jeden zugänglich zu machen, wurde im letzten Jahr sogar ein Unternehmen gegründet, das eine Meditations-App entwickelt hat. Mit ihrer App mit dem Namen „7Mind“ wollen die Gründer, zwei Medizinstudenten der Universität Witten-Herdecke, Meditation auch Einsteigern nahebringen, indem in 7x7 Kursen die Grundlagen erlernt und eingeübt werden können. Fachlich betreut wird die App von Prof. Tobias Esch und Paul J. Kohtes (www.7mind.de).

Das Erlernen der Achtsamkeitspraxis in einer Gruppe ist sinnvoll. Zusätzlich bietet sich Einzelarbeit mit Buch und CDs an.

Jon Kabat-Zinn: *Im Alltag Ruhe finden*. Knaur Mens Sana 2010

Jon Kabat-Zinn, Heike Born: *Achtsamkeit und Meditation im täglichen Leben*. Arbor 2007

Yoga

Yoga, Tai Chi und Qigong schulen die Achtsamkeit in Form körperlicher Übungen.
Wie die Wissenschaft zeigt, hat Yoga zahlreiche günstige Effekte. Insbesondere, wenn Sie im Vorfeld einer Prüfung regelmäßig Yoga praktizieren, kann dies auch in der Prüfungsphase selbst zu einem Baustein Ihres Alltages werden, der Sie ablenkt, Ihnen guttut, körperliche Verspannungen löst und für einen seelischen Ausgleich sorgt. Es ist ratsam, Yoga unter Anleitung zu erlernen.

Empfehlen möchten wir Ihnen die Lern-DVD mit 26 Yogaübungen von Rita Keller, einer führenden Vertreterin des Iyengar Yogas in Deutschland: *Aufrecht, heiter und gelassen – Yoga kennt kein Alter.*

Widerstandsfähig durch Ernährung

Die Ernährung ist eine zentrale Säule bei der Erhaltung der Gesundheit. Leider steckt dahinter auch ein großer Markt, so dass es kaum ein Thema gibt, dass so kontrovers diskutiert wird. Immer neue „Erkenntnisse" und Ratschläge treiben durch die Medien. Ein paar Aspekte sind dennoch allgemein gültig. Grundsätzlich gilt:

- Essen Sie in Ruhe und im Sitzen.
- Kauen Sie gut.
- Verzichten Sie auf Lebensmittelzusatzstoffe.
- Verzehren Sie Kaffee, Tee, Zucker, Weißmehl, Snacks nicht im Übermaß.

Kohlenhydrate

Jeder weiß – und dies ist gerade in Prüfungsphasen interessant: Kohlenhydrate liefern dem Körper Energie. Wichtig ist jedoch, dass die Kohlenhydrate nicht in Form von „schnellen Kohlenhydraten", sprich: einfachem Zucker, wie er in gezuckerten Produkten oder Weißmehl enthalten ist, konsumiert wird. Diese Lebensmittel führen zu einem Auf und Ab des Blutzuckerspiegels, das gerade in Lernphasen ungünstig ist.

Schnell verfügbare Kohlenhydrate sollten lediglich dann eingesetzt werden, wenn es auf eine unmittelbare, kurze Leistungssteigerung ankommt – der Traubenzucker oder die Rosinen in der Prüfung selbst.
Entscheidend für die Frage, welche Wirkung ein kohlenhydratreiches Lebensmittel auf den Blutzucker hat, ist der glykämische Index. Er gibt an, wie schnell der Zucker aus der Nahrung ins Blut übergeht. Man ist sich einig, dass kohlenhydratreiche Lebensmittel mit niedrigem glykämischen Index günstiger sind, da sie den Blutzucker nicht unnötigen Schwankungen aussetzen. Dazu gehören übrigens auch Kartoffeln – wenn sie als Pellkartoffeln oder Backkartoffeln zubereitet werden und nicht als Kartoffelbrei, Klöße, Pommes frites, Kroketten etc.

Brainfood

(Stefanie Thees)

Die moderne Ernährungslehre kennt verschiedene Nahrungsmittel, die die Gehirnfunktion unterstützen und daher besonders geeignet für Lebensphasen sind, in denen man geistig in hohem Maße gefordert ist. Diese Lebensmittel werden als „Brainfood“ bezeichnet. Sie enthalten Nahrungsbestandteile, die nachweislich die Gehirnfunktionen beeinflussen, z. B. Konzentration, Gedächtnisleistung, Lernleistung und -erfolg, Abspeichern und Abrufen von Informationen, Wachheit, Entspannung, geistige Leistungsfähigkeit.

Neben der Versorgung mit bestimmten Vitaminen, Spurenelementen und Mineralien muss eine hirngesunde Ernährung den Organismus in erster Linie mit energieliefernden Nährstoffen, also **Fetten**, **Eiweißen** und **Kohlenhydraten** ausstatten. Ist dies über einen längeren Zeitraum nicht gewährleistet, folgt ein Nährstoffmangel. Zwar sind die Grundfunktionen des Gehirns auch in Mangelzeiten zunächst sichergestellt, doch kommt es bereits relativ schnell zu Leistungseinschränkungen im kognitiven Bereich, also im Denken, Erinnern und Lernen.

Zunächst die ungesättigten Fettsäuren: Vor allem **Omega-3-Fettsäuren** beeinflussen positiv die Struktur des Gehirns und schützen unsere Zellen. Sie sind enthalten in fettem Seefisch wie Lachs oder Hering. Raps- und Leinöl sind pflanzliche Omega-3-Quellen. Selbst in Walnüssen stecken noch große Mengen an ungesättigten Fettsäuren.

Kohlenhydrate haben die Aufgabe, den Blutzucker zu liefern. Mit dem Blutzucker wird Energie für kognitive Leistungen wie Konzentration, Aufmerksamkeit und Merkfähigkeit bereitgestellt. Lebensmittel mit niedrigem glykämischen Index (die also den Blutzucker keinen unnötigen Schwankungen aussetzen) sind: Milchprodukte wie z. B. Joghurt, Linsen oder andere Hülsenfrüchte, Vollkornprodukte oder einheimische Obst- und Gemüsesorten (z. B. Äpfel, Birnen, Erdbeeren, Möhren).

Schließlich sind auch die **Proteine** von großer Bedeutung für Lernphasen: Sie werden für die Nervenzellen (Neuronen) und für den Aufbau bestimmter Botenstoffe (so genannte Neurotransmitter) benötigt. Neurotransmitter aktivieren die menschlichen Neuronen, ein Mangel kann zu Störungen der Hirnfunktion führen. Reiche Proteinlieferanten sind z. B. Fisch, mageres Fleisch, Milchprodukte, Linsen oder Erdnüsse.

Damit das Gehirn funktioniert, ist es zudem auf eine ausreichende **Sauerstoffzufuhr** angewiesen. Und wieder kommt die Ernährung ins Spiel: Der grüne Pflanzenfarbstoff **Chlorophyll** (Bestandteil grüner Gemüsesorten wie Grünkohl, Spinat oder Petersilie) kann die Sauerstoffversorgung des Organismus verbessern, enthält er doch, ähnlich wie der rote Blutfarbstoff, Sauerstoffmoleküle.
Neben dem Essen ist das **Trinken** für die Denkfunktionen ausnehmend wichtig. Unser Gehirn wird nur durch reichlich Flüssigkeit fit gehalten, da die Hirnsubstanz und viele unserer Nervenzellen überwiegend aus Wasser bestehen. Eine ausreichende Flüssigkeitszufuhr ist für Gehirnjogger daher unabdingbar. Neben Wasser bietet es sich an, grünen Tee zu trinken. Er besitzt viele der B-Vitamine und ist reich an Mineralstoffen. Ferner enthält er zahlreiche sekundäre Pflanzenstoffe, die antioxidativ wirken. Das heißt: Sie fangen so genannte freie Radikale ein, die unsere Zellen schädigen können.

Gesunde Mahlzeiten

Die Firma biond (www.biond.de) beliefert zahlreiche Schulen mit gesundem Mittagessen. Der Speiseplan wurde gemeinsam mit den Schülern entwickelt und findet eine hohe Akzeptanz. Der Gründer Dr. Harald Hoppe konnte zeigen, dass unter Schülern, die nach dem Mittagessen Tests schrieben, die Gedächtnisleistung von 42 auf 61 % stieg, die Konzentrationsfähigkeit von 33 auf 79 %, wenn sie statt Fastfood ein gesundes Mittagessen zu sich nahmen.
Die Empfehlungen von Dr. Hoppe für Lernphase und Prüfungstag:

In der Lernphase: Quark mit Leinöl (wegen der Omega-3-Fettsäuren) pikant oder süß mit Früchten, viel Obst, Gemüse und Salat, Vollkornprodukte, fetter Meerfisch wie Hering, Makrele, Sardine (auch aus der Dose ohne Öl), Müsli, Studentenfutter (wegen der Nüsse), zwischendurch Gemüsesticks oder Obstspieße.
Viel Wasser trinken!
Am Prüfungstag selbst: Nicht zu schwer essen, möglichst kein süßes Frühstück außer ungezuckertem Müsli (Zucker reduziert die Gehirnleistung), Vollkornprodukte (um einen gleichmäßigen Blutzuckerspiegel zu erzielen), mageres Fleisch, Wurst, Käse, 1–2 Eier.

Wichtig für längere Prüfungen sind ausreichend Wasser und kleine Snacks: Nüsse, Gemüsesticks, Obst, kleine Vollkornschnitten.

Die folgende Übersicht mit Nährstoffen für Prüfungszeiten (vgl. Koch 2004) zeigt, welche Lebensmittel, die für Konzentration und Lernfähigkeit von besonderer Bedeutung sind.

Eisen	
Wirkung	**Lebensmittel**
Zuständig für den Sauerstofftransport, Bestandteil von Neurotransmittern und damit wichtig für Konzentration und Merkfähigkeit; ein **Mangel** führt zu Müdigkeit und Konzentrationsstörungen.	- rotes Fleisch wie Rind oder Lamm - Kürbiskerne, Sesam, Hirse - Petersilie - Haferflocken

Zink	
Wirkung	**Lebensmittel**
Wichtiger Bestandteil von Enzymen und beteiligt an zahlreichen Stoffwechselprozessen wie Zellteilung und Eiweißsynthese; ein **Mangel** führt zu Depressionen, Aggressivität, Hyperaktivität und Lernschwächen	- Weizenkeime - Karotten - Fleisch, Fisch - Eier - Milch, Käse

B-Vitamine	
Wirkung	**Lebensmittel**
Fördern Prozesse in Gehirn, Rückenmark und Nervensystem und damit die geistige Entwicklung. Sie sind beteiligt am Aufbau von Botenstoffen im Gehirn, somit an Konzentration und Gedächtnisleistung; Ein **Mangel** führt zu Gefühlsstörungen, Koordinationsstörungen, Funktionsstörungen der Hirnnerven, Aufmerksamkeitsstörungen, Bewusstseinsveränderungen.	- Hühnerfleisch, Fisch - Vollkorngetreide - Eier - Milch - Nüsse

Langkettige Omega-3-Fettsäuren	
Wirkung	**Lebensmittel**
Bestandteil des Strukturfettes im Gehirn und notwendig für die Entwicklung der kognitiven Funktionen; ein **Mangel** führt zu Intelligenzdefiziten.	- Fette Seefische (Makrele, Hering, Lachs) - Forelle - Leinöl

Eiweiße, z. B. Aminosäuren Tryptophan, Tyrosin, Phenylalanin	
Wirkung	**Lebensmittel**
Wichtige Substanzen für das Gehirn; Tryptophan ist Ausgangssubstanz für die Botenstoffe Serotonin und Melatonin, die wichtig für Wohlbefinden und	- Cashewnüsse - Haferflocken - Hühnerei - Vollkorngetreide

Tag-Nacht-Rhythmus sind. Tyrosin und Phenylalanin sind wichtig für die Bildung von Adrenalin, Noradrenalin und Dopamin. Ein **Mangel** führt zu Erschöpfung, reduzierter geistiger und körperlicher Leistungsfähigkeit, Regenerationsstörungen, Störungen des Immunsystems und reduzierten Stoffwechselleistungen.	

Eine Einkaufsliste für Prüfungszeiten kann ganz praktisch die angegebenen Lebensmittel enthalten. Die Mahlzeiten des Tages könnten so aussehen:

- Für das **Frühstück** eine Müslimischung, Haferflocken oder ein Getreidebrei
- **Mittags** Vollkornnudeln mit Pesto oder Tomatensoße; auch Lachsfilet, Makrele und Hering bieten sich an.
- **Zwischendurch** Beerenobst, z. B. Blaubeeren oder Himbeeren, mit Joghurt, Dickmilch, Kefir oder Quark
- **Abends** ein Vollkornbrot mit einem Hefe-Brotaufstrich (Reformhaus), mit Avocado oder mit Butter und Schnittlauf
- Als **Süßigkeit** können Sie auf Apfelmark, Mangomark, Sanddornsoße, Bitterschokolade,

Kokoschips, getrocknete Aprikosen oder Datteln zurückgreifen.
- Ein gesunder **Snack** ist Studentenfutter (mit mehr Nüssen mischen).

i Im Handel sind mittlerweile auch Vollkornbrote, die besonders angereichert sind mit Zusätzen für den Gehirnstoffwechsel und gut schmecken. Empfehlenswert sind z. B. Brotsorten des Bio-Bäckers PEMA: das „Denkbrot" mit Amaranth, Quinoa, Kürbiskernmehl, Traubenkernmehl oder das „Guten Morgen-Brot" mit Aroniatrester, Moosbeeren und Weinbeeren (www.pema.de).

Stressabbau mit Heilpflanzen

Melissenblätter

In der Pflanzenwelt gibt es verschiedene Heilpflanzen mit allgemein beruhigender Wirkung. Eine wichtige Heilpflanze, die immer dann zu nennen ist, wenn es um Stress und Anspannung in Verbindung mit dem vegetativen Nervensystem und auch der Denkleistung geht, ist die Melisse.

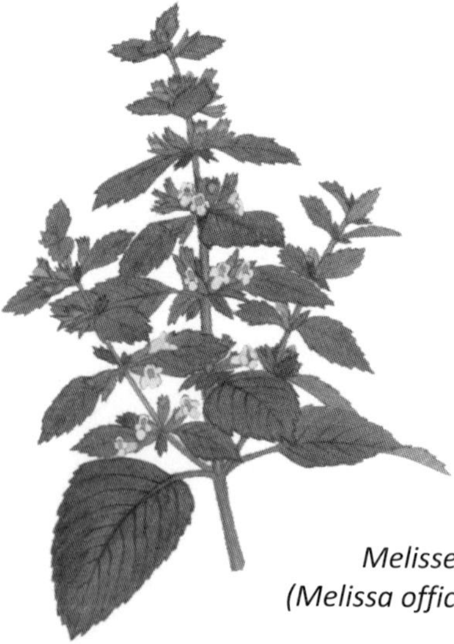

Melisse
(Melissa officinalis)

Melissenblätter enthalten ätherische Öle, Gerbstoffe und Rosmarinsäure. Sie wirken beruhigend, verdauungsfördernd und krampflösend, mittlerweile weiß man, dass sie auch die Denkleistung erhöhen. Historisch wurde die Melisse als „Geistesbeschleuniger" bezeichnet.

Anwendungsgebiete: Melissenblätter werden vor allem bei nervös bedingten Beschwerden, eingesetzt, die mit Ängsten, dem Gefühl von Sorgen, Stress und vegetativen Symptomen wie Herzklopfen verbunden sind. Außerdem wirken sie bei nervös bedingten Magen-Darmbeschwerden und bei Erschöpfungszuständen. Eine neuere Übersichtsarbeit von 2016 weist auf die in Studien bestätigte Anwendung zur Angstlösung, Verbesserung der Stimmung, der kognitiven Fähigkeiten und auch des Gedächtnisses hin (Shakeri et al. 2016).

Hinweise für die Anwendung: Melissenblätter können als Tee und als Fertigarzneimittel eingesetzt werden. Es ist ratsam, mit dem Apotheker zu sprechen, da die unterschiedlichen Dosierungen unterschiedliche Effekte haben.
Fertigarzneimittel mit Melisse und Baldrian sind zum Beispiel Euvegal® und Sedacur forte®. Ein

Monopräparat ist für Verdauungsbeschwerden zugelassen (Gastrovegetalin®).
Melissenblätter können gut als „Haustee" in Belastungszeiten getrunken werden, wenngleich sie so vielleicht nicht die medizinische Wirkung haben wie ein Fertigarzneimittel. Doch auch kleine Dosen können eine Wirkung zeigen. In einer Studie der Charité, an der die Autorin mitgewirkt hat, wurde bei Demenz-Patienten Melissentee als Standardtee für jeden Tag eingesetzt, um Denk- und Gedächtnisleistung zu verbessern. Warum also nicht in Prüfungszeiten?
Gut kann man frische Melissenblätter auch in der Küche verwenden, beispielsweise zur Ergänzung von grünen Salaten, Obstsalaten (sehr gut mit Erdbeeren!), Kartoffelsalat oder ganz einfach – klein zerhackt – als Belag auf ein Butterbrot gestreut. Die frischen Blätter halten sich verpackt im Kühlschrank einige Tage. Sie werden den Speisen erst kurz vor dem Servieren zugegeben.

i Der traditionell eingesetzt Klosterfrau Melissengeist enthält eine Vielzahl von Kräutern und sollte in jedem Fall als Medikament und nicht als Genussmittel konsumiert werden.

Baldrianwurzel

Als weitere, schwach angstlösende Pflanze kann die Baldrianwurzel angesehen werden, deren Wirkung ebenfalls wissenschaftlich untersucht wurde. Baldrianwurzel (*Valeriana officinalis*) wird vor allem bei Schlafstörungen, die durch Stress bedingt sind, eingesetzt.

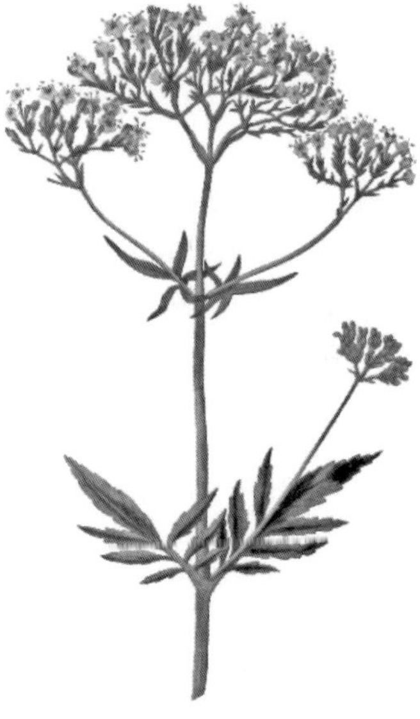

Baldrian (Valeriana officinalis)

Baldrian enthält verschiedene schlaffördernde Wirkstoffe, u. a. ätherisches Öl und Valerensäuren. Der genaue Wirkmechanismus ist nicht bekannt. Wahrscheinlich wirken die Inhaltsstoffe als Komplex und unterstützen sich gegenseitig. Baldrian wirkt reizabschirmend und fördert dadurch die Schlafbereitschaft. Das Besondere an dieser Heilpflanze: Baldrian verbessert am Tag die Konzentrations- und Leistungsfähigkeit – und das ist gerade in Prüfungsvorbereitungsphasen ein großer Vorteil gegenüber anderen Heilpflanzen.

Anwendungsgebiete: Baldrianwurzel ist geeignet bei Ein- und Durchschlafstörungen, bei Unruhezuständen, unterstützend bei nervösem Reizmagen, Magenkrämpfen, bei Reizblase, bei Lampenfieber und Prüfungsangst. Nebenwirkungen und Kontraindikationen sind nicht bekannt, dennoch sollte Baldrianwurzel zur Sicherheit nicht in der Schwangerschaft angewendet werden.

Hinweise für die Anwendung: Da nach neueren Erkenntnissen die Menge entscheidend ist, möchten wir Ihnen zur Einnahme eines Fer-

tigarzneimittels raten. Anwendung nach Packungsbeilage. Beachten Sie, dass die volle Wirkung erst nach ca. zwei Wochen eintritt. Im akuten Fall kann höher dosiert werden.
Bei Kombinationen mit anderen Heilpflanzen ergänzen sich die Wirkstoffe, so dass möglicherweise eine niedrigere Wirkstoffhöhe ausreichend ist. Mittel, in denen Baldrian mit anderen Pflanzen kombiniert wird, sind z. B. Baldriparan® zur Beruhigung (Baldrianwurzel, Hopfenzapfen, Melissenblätter) und Allunapret® (Baldrianwurzel und Hopfenzapfen).

Lavendelblüten

Als weitere Heilpflanze für die Prüfungsvorbereitung sei der Lavendel (*Lavandula angustifolia*) genannt. Verwendet werden die Lavendelblüten. Lavendel hat eine lange Tradition als Heilpflanze mit entspannender Wirkung. Inhaltsstoffe sind vor allem ätherische Öle und so genannte Labiatengerbstoffe, wobei für die entspannende Wirkung in erster Linie das ätherische Öl verantwortlich ist.

Anwendungsgebiete: Das Einsatzgebiet von Lavendel sind Unruhezustände, Reizbarkeit, Nervosität, Übererregbarkeit, Wetterfühligkeit, Spannungskopfschmerz, Einschlafstörungen mit Gedankenkreisen und allgemeiner Unruhe, außerdem nervöse Verdauungsbeschwerden. Gerne wird Lavendelöl auch bei Kindern oder Senioren eingesetzt.

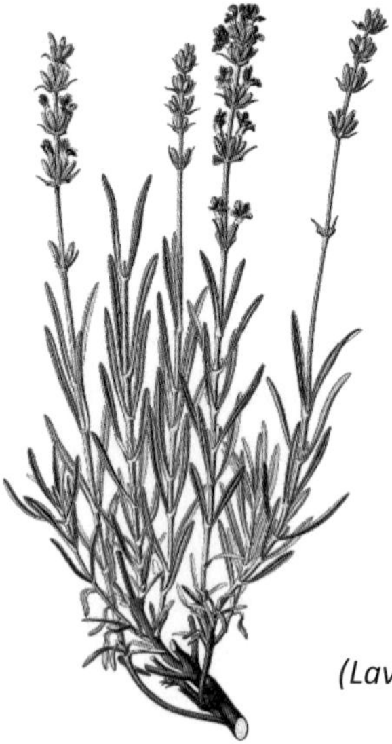

Lavendel
(Lavandula angustifolia)

Hinweise für die Anwendung: Mittlerweile gibt es ein Fertigarzneimittel, das das reine ätherische Öl enthält (Lasea®). Hauptanwendungsgebiete sind ängstliche Unruhe, kreisende Gedanken und Schlafstörungen. Milch oder Alkohol verstärken die Aufnahme des Lavendelöls. Nebenwirkung kann gelegentlich Übelkeit oder Aufstoßen sein. Keine Anwendung bei Fruktoseintoleranz (Lavendelöl enthält Sorbitol).

Lavendel eignet sich auch für die äußere Anwendung beispielsweise als Badezusatz. Badezusätze gibt es fertig im Handel (z. B. Lavendel Badesalz von Retterspitz®).

Man kann einen Badezusatz auch selbst herstellen, indem man 20–25 Tropfen ätherisches Öl auf ein Vollbad gibt. Das ätherische Öl muss in diesem Fall zuerst mit etwas Honig oder Sahne verrührt werden, damit es emulgiert und wasserlöslich wird.

Lavendel eignet sich gut als Duft zum Einschlafen, z. B. in einem Kräuterkissen oder indem man einige Tropfen ätherisches Öl in die Duftlampe oder auf ein Papiertaschentuch tropft und neben das Bett legt. Lavendelöl gibt es auch als Roll-on im Handel.

Hopfenzapfen

Hopfenzapfen (*Humulus lupulus*) werden eingesetzt bei Unruhe, Angstzuständen und Schlafstörungen. Inhaltsstoffe sind Hopfenbitterstoffe, Gerbstoffe, ätherische Öle, Flavonoide und Wirkstoffe mit hormonartiger Wirkung. Ein beruhigender Effekt ist nachgewiesen. Hopfenzapfen wirken auf das Nervensystem, das Verdauungssystem und das Hormonsystem.
Die Wirkung der Hopfenzapfen kann man sich gut vorstellen, wenn man an die beruhigend-einschläfernde Wirkung von Bier denkt. Die ätherischen Öle wirken nervösen Beschwerden und einer erhöhten Labilität des Nervensystems entgegen (Bühring 2009: 545). Der leicht bittere Geschmack wirkt zudem appetitanregend und stärkend.

Anwendungsgebiete: Hopfenzapfen sind angezeigt bei nervös bedingten Einschlafstörungen, Unruhe und Angstzuständen, Übererregtheit. Der für die Schlafförderung wirksame Bestandteil 2-Methyl-3-buten-ol entsteht bei Körpertemperatur aus den Bitterstoffen Humulon und Lupulon. Nimmt man Hopfenzapfen ein, entsteht dieser Wirkstoff vermutlich erst im Körper.

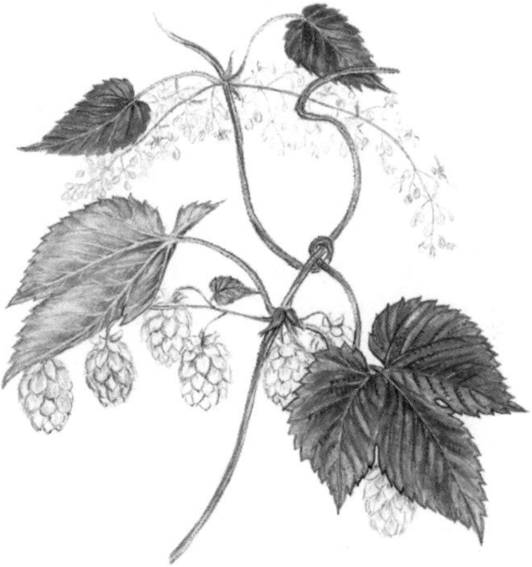

Hopfenzapfen (Humulus lupulus)

Hinweise für die Anwendung: Hopfenzapfen werden in Fertigarzneimitteln eingesetzt, aber auch in Schlafmischungen oder Schlaftees. Traditionell und gerade für Kinder werden Hopfenzapfen in Schlafkissen eingenäht.

i Mischen Sie für ein beruhigendes Schlafkissen Lavendelblüten, Melissenblätter und Hopfenzapfen zu gleichen Teilen und nähen Sie es in ein Stoffkissen aus leichtem Baumwollstoff ein.

Humulon und Lupulon sind leicht flüchtig und anders als die ätherischen Öle von Lavendel und Melisse nach einigen Wochen verflogen.
Hopfenzapfen eignen sich gemischt mit anderen Heilpflanzen als Teemischung. Im Tee schmecken Hopfenzapfen leicht bitter, daher ist es ratsam, sie z. B. mit Melissenblättern oder anderen aromatischen Pflanzen zu kombinieren.

Weitere hilfreiche Pflanzen in Belastungsphasen

Kava-Kava

Als wesentliche angstlösende Pflanze wird seit jeher Kava-Kava (*Piper methysticum*) angesehen, deren Spezialextrakt in verschiedenen Studien günstige Wirkungen zeigte. Kava-Kava ist seit einigen Jahren verboten, da eine leberschädigende Wirkung des Extraktes befürchtet wird.
Zur Verfügung steht das homöopathische Arzneimittel Piper methysticum in der Potenz D6 oder D12, das eingesetzt wird bei geistigen Erschöpfungszuständen aufgrund übermäßiger Beanspruchung. Dosierung: 1 Gabe (5 Globuli) in der akuten Situation. Einnahme 3 x täglich, bei Besserung reduzieren.

Ingwer, Zimt und Rosmarin

Ein nervenstärkender Tee, angelehnt an ein Rezept des Münchner Heilpraktikers Josef Karl, enthält getrocknete Ingwerwurzel, Zimtrinde und Rosmarinkraut. Der Tee schmeckt, mit Honig gesüßt, sehr gut und ist innerlich wärmend.

i

1 TL der Mischung mit 1 großen Tasse sprudelndem Wasser übergießen, 5 Minuten köcheln lassen, dann abseihen.
Wurzeln und Rinden sollten Weise köcheln, damit die Wirkstoffe noch besser gelöst werden.

Mate

Mateblätter werden bei geistiger und körperlicher Ermüdung eingesetzt. Mateblätter enthalten Koffein, daneben jedoch Wirkstoffe, die den Sympathikotonus senken. Im Gegensatz zum Kaffee ist Matetee also eher ein „sanfter Muntermacher".
Der Geschmack ist etwas gewöhnungsbedürftig, jedoch für Menschen mit hohem Kaffee- oder Schwarztee-Konsum eine echte Alternative.
Die klassische Zubereitung von Matetee erfolgt in einem speziellen Mate-Becher mit einem Trinkrohr. Der Becher wird zu drei Vierteln mit

Yerba Mate, dem klassischen Matetee, gefüllt, dann mit etwas kaltem Wasser aufgegossen, danach mit 80 Grad heißem Wasser (wofür die Südamerikaner spezielle Wasserkocher verwenden) aufgefüllt, ohne dass die Mate jedoch komplett mit Wasser bedeckt ist. Zwei Minuten ziehen lassen – trinken.
Es gibt mittlerweile auch Teebeutel mit Matetee, die sich für den Einstieg eignen.

Aromatherapeutische Anwendungen

Aromatherapeutische Anwendungen haben sich erfahrungsgemäß bei Prüfungsangst zur Entspannung und Konzentrationsförderung in hohem Maße bewährt.
Zur Anregung am Schreibtisch bieten sich Aromaöle an, die als Tropfen oder bereits als Raumspray angeboten werden („Frische Minze", „Gute Laune", beide Primavera) oder gelöst in einer Alkohol-Wasser-Lösung, in die Holzstäbchen getaucht werden. Die Flüssigkeit zieht über die Holzstäbchen aus der Flasche und verteilt sich im Raum. Besonders geeignet sind fruchtige Düfte wie Lemongras, Grapefruit etc. Für die Prüfung selbst gibt es Roll-ons, Rollstifte, die auf

die Schläfen, den Nacken oder unter der Nase aufgetragen werden können („Klarer Kopf“, Primavera). Auf Pfefferminze als Duft sollte verzichtet werden, wenn man sich gerade in einer homöopathischen Behandlung befindet.

! Es ist wichtig, nach den persönlichen Vorlieben zu gehen, die sehr unterschiedlich sein können. Die Unverträglichkeit von Aromaölen merken Sie an Symptomen wie tränenden Augen, Niesreiz, Hautrötung, Husten, Atemnot etc.
Eine Überdosierung kann sich in Kopfschmerzen bemerkbar machen.

Bach-Blüten

In gewisser Hinsicht kann auch die Bach-Blütentherapie der Phytotherapie zugeordnet werden, da sie Blütenessenzen verwendet, die – so der britische Homöopath und Begründer der Therapie Edward Bach – mit ganz bestimmten Gemütszuständen korrespondieren.
Bach-Blüten sind in der Anwendung umstritten, da die von Bach intuitiv getroffene Zuordnung zwischen einzelnen Gemütszuständen und Pflanzen nicht rational nachvollziehbar ist und

die Studienlage keine positiven Ergebnisse gezeigt hat. Die Erfahrung zeigt, dass manche Menschen eine positive Wirkung beobachten konnten, ihnen tun die Bach-Blüten sehr gut. Andere konnten keine Effekte beobachten.
Die Bach-Blüten werden verdünnt und dann tropfenweise eingenommen.

Weitere Hinweise über die Bach-Blütentherapie finden Sie auf der Website von Mechthild Scheffer: www.bach-bluetentherapie.de.

Folgende Bachblüten werden bei Prüfungsangst gerne verwendet*:

- **Aspen** wird hergestellt aus der Zitterpalme oder Espe und ist verknüpft mit starken Angstgefühlen („Zittern wie Espenlaub"). Es wird eingesetzt bei Angstzuständen und Albträumen.
- **White Chestnut** wird hergestellt aus der weißen Kastanie. Als Bach-Blüte ist es verbunden mit einem Gemütszustand, bei dem man nicht abschalten kann.

---

* Scheffer 2015 [Stand: 07.08.2015].

- **Elm** ist die „Blüte für innere Ruhe und Ausgeglichenheit“. Man fühlt sich durch die Situation, in der man sich befindet, überfordert und weiß nicht, wie man sie bewältigen und anfangen soll.
- **Gentian** ist die „Blüte für Willenskraft und Selbstvertrauen“. Die Personen sind bereit, ihre Aufgaben aufzugeben und zu kapitulieren. Sie haben das Gefühl, nicht weiterzukommen und sind hoffnungslos und mutlos.

Hinzuweisen ist darauf, dass auch Mischungen für Prüfungsangst erhältlich sind bzw. eine individuelle Mischung der Bachblüten für die Prüfungssituation sinnvoll ist.

Stabilisierung durch Homöopathie

Die Ähnlichkeitsregel

Die Grundregel der Homöopathie, die so genannte Ähnlichkeitsregel, wurde von dem Apotheker, Chemiker und Arzt Samuel Hahnemann formuliert. Sie lautet: „Similia similibus curentur – Ähnliches möge durch Ähnliches behandelt werden". Dies bedeutet, dass im Krankheitsfall Arzneimittel eingesetzt werden, die beim Gesunden ähnliche Beschwerden oder Auffälligkeiten hervorrufen. Entsprechend wird durch die bewusste Einnahme einer (homöopathisch aufbereiteten) Substanz in der so genannten Arzneimittelprüfung ermittelt, welche Phänomene das Mittel am Gesunden hervorruft. Im Krankheitsfall werden die herausragenden Symptome gewichtet und nachfolgend ermittelt, welches Arzneimittel in seinem „Arzneimittelbild" der individuellen Symptomatik am ähnlichsten ist.

Ein einfaches Beispiel für diese Vorgehensweise ist die Brennnessel. Sie wird als homöopathisches Arzneimittel bei genau den Beschwerden verwendet, die sie selbst erzeugt: bei brennenden, juckenden Bläschen auf der Haut.

Am Beispiel der Prüfungsangst lässt sich die homöopathische Grundregel ebenfalls relativ einfach verdeutlichen: Coffea, das Arzneimittel aus der Kaffeebohne, wird eingesetzt, wenn man nachts nicht schlafen kann und einem unzählige Dinge durch den Kopf gehen, obwohl man eigentlich sehr müde ist – wie nach einer späten Tasse Kaffee.

Die Potenzierung

Neben der Ähnlichkeitsregel ist ein wesentliches Kennzeichen der Homöopathie das Verarbeitungsverfahren: Um Nebenwirkungen zu mindern und die Heilkraft zu steigern, entwickelte Samuel Hahnemann eine eigene Verarbeitungsform: die so genannte Dynamisierung oder Potenzierung. Dafür wird der eigentliche Arzneistoff mit einem Trägermittel (Milchzucker, Alkohol, Wasser) stufenweise verarbeitet, wobei jede Stufe nach einem bestimmten Schema rhythmisch verschüttelt oder verrieben wird, bevor sie weiterverarbeitet wird.
Die Potenzen der D-Reihe (Dezimalpotenzen) werden in Zehnerschritten, die Potenzen der C-Reihe (Centesimalpotenzen) in Hunderterschritten verarbeitet. Eine D3 bedeutet damit, dass die

Ausgangssubstanz 3 x im Verhältnis 1:10 (1 Teil Ausgangssubstanz, 9 Teile Lösungsmittel) verarbeitet wurde, die D30 entsprechend 30 x im Verhältnis 1:10. Ein C30 Potenz stellt eine Arznei dar, bei der die Ausgangssubstanz in 30 Schritten im Verhältnis 1:100 (1 Teil Ausgangssubstanz, 99 Teile Lösungsmittel) verarbeitet wurde.

Darreichungsformen

Homöopathische Arzneimittel werden als Streukügelchen, Tabletten oder Tropfen angeboten, selten auch als Verreibungen oder Injektionslösung. Für die Selbstbehandlung eignen sich Tropfen, Tabletten und Streukügelchen (Globuli). Die Arzneimittel werden in Einzelgaben („homöopathische Gabe") verabreicht, je nach Darreichungsform in folgenden Mengen:

Darreichungsform	**Fachbezeichnung**	**Menge**
Streukügelchen	Globuli (Glob.)	3–5 Streukügelchen
Tablette	Tabuletta (Tabl.)	1 Tablette
Tropfen, Flüssigkeit	Dilutio (Dil.)	5 Tropfen

(Kinder sollten wegen des Alkoholgehaltes (bis 60 %) keine Tropfen erhalten.

Allgemeine Hinweise zur Einnahme von Homöopathika

- Es wird empfohlen, die Medikamente von einem Plastik- oder Porzellanlöffel einzunehmen.
- Da die Wirkstoffe der Arzneien über die Mundschleimhaut aufgenommen werden, sollte man sie möglichst lange im Mund behalten und nicht gleich herunterschlucken. Alkoholhaltige Tropfen können mit etwas Wasser vermischt eingenommen werden.
- Nehmen Sie eine viertel Stunde vor und nach der Arzneimitteleinnahme nichts in den Mund.
- Bewahren Sie die Arzneimittel vor Licht und Hitze geschützt auf.
- Man geht davon aus, dass bestimmte Stoffe die Wirkung der homöopathischen Arzneien beeinträchtigen oder verhindern (antidotieren) können. Daher wird empfohlen, auf koffeinhaltige Getränke (z. B. Kaffee, Cola), auf Pfefferminz- und Kamillentee zu verzichten. Ebenso ist es ratsam, Präparate, die Kampfer, Menthol oder andere ätherische Öle enthalten

(z. B. Erkältungsbäder, Hustenbalsam, Kaugummis, mentholhaltige Zahnpasta) zu vermeiden.

- Sie können alle Mittel, die Ihnen in anderem Zusammenhang zur Einnahme verschrieben sind, weiter einnehmen, ihre Wirkung wird durch die Homöopathika nicht beeinträchtigt.

Homöopathische Arzneimittel bei Prüfungsangst

Der homöopathische Arzt Dr. Matthias Wischner empfiehlt bei Prüfungsangst die in der folgenden Tabelle aufgeführten Mittel.
Die Wahl des homöopathischen Arzneimittels richtet sich nach den im Vordergrund stehenden Krankheitszeichen und vorherrschenden Beschwerden und auffälligen Merkmalen. Dosierung bei Besserung reduzieren!

Arzneimittel	Leitsymptome	Dosierung
Aconitum napellus	Regelrechte Panikattacken bei Gedanken an die Prüfung	C200 als Einmalgabe; alternativ D12, 2–3 × 5 Globuli tgl.
Argentum nitricum	Große Hektik, Prüfungs-, Erwartungs- und Versagensängste; Durchfall vor der Prüfung	D6, 3 × 5 Globuli tgl. mit Beginn der Prüfungsangst, alternativ D12, 2 × 5 Globuli tgl.
Gelsemium sempervirens	Schwäche und Zittern stehen im Vordergrund; vor Angst ist man wie gelähmt.	D6, 3 × 5 Globuli tgl. mit Beginn der Prüfungsangst, alternativ D12, 2 × 5 Globuli tgl.
Kalium phosphoricum	Vor lauter Lernen will nichts mehr in den Kopf; Angst, die Aufgaben nicht zu bewältigen; Unkonzentriertheit, Vergesslichkeit; Kopfschmerzen nach geistiger Arbeit	D6, 3 × 5 Globuli tgl. mit Beginn der Prüfungsangst, alternativ D12, 2 × 5 Globuli tgl.
Strophanthus hispidus	Herzklopfen vor und während der Prüfung	D4, alle 2–3 Stunden 5 Globuli

Die Mittel im Einzelnen

Aconitum napellus

Aconitum napellus wird aus einer hochgiftigen Pflanze, dem Sturmhut oder Eisenhut, hergestellt. Die typischen Beschwerden, bei denen Aconitum angezeigt ist, ähneln damit in gewisser Weise den Vergiftungssymptomen.
Besonders typisch für den Einsatz von Aconitum ist, dass die Beschwerden einerseits durch einen großen Schreck hervorgerufen werden, sehr intensiv sind und mit großer Unruhe, qualvoller Angst bis zur Panik und geradezu Todesangst einhergehen.
Aconitum wird so z. B. eingesetzt bei Ängsten, Furcht vor Erdbeben, Unfällen, Herzkrankheiten, nächtlichem Aufschrecken in Panik, aber auch bei Infekten mit hohem Fieber und plötzlichem Beginn.

Argentum nitricum

Argentum nitricum, hergestellt aus Silbernitrat, wird einerseits als akutes Mittel bei Lampenfieber, das bis hin zum Durchfall führt, eingesetzt, außerdem bei Heiserkeit z. B. von Sängern. In anderen akuten Fällen können splitterartige

Schmerzen und Verschlechterung durch Hitze auf Argentum nitricum hinweisen.
In chronischen Fällen ist Argentum angezeigt bei Menschen, die typischerweise sehr in Eile sind, die sehr impulsiv sind, deren Beschwerden sich durch Hitze verschlechtern, und die nach Süßem und Salzigem verlangen, obwohl sie Süßes nicht gut vertragen.

Gelsemium sempervirens

Gelsemium sempervirens ist der Wilde Jasmin. Das Mittel wird in akuten Fällen vor allem dann verordnet, wenn Schwäche, Schwere, Zittern und Benommenheit im Vordergrund stehen – so wie beim Lampenfieber. Man ist wie gelähmt durch Angst. Gelsemium wird aber auch eingesetzt, wenn Beschwerden nach einer schlechten Nachricht auftreten, die dazu führen, dass man sich schwach und wie gelähmt fühlt. Ein weiterer auffälliger Hinweis ist die typische Durstlosigkeit.

Kalium phosphoricum

Kalium phosphoricum ist ein Mineralsalz, das auch als Schüßler Salz Nr. 5 in Form von Milchzuckertabletten eingesetzt wird. Kalium phosphoricum (Kaliumphosphat) hat einen besonderen Bezug zu Nerven und Muskeln, da es an der Reizweiterleitung von Nerv zu Muskel wie auch an der Energiegewinnung in der Zelle selbst beteiligt ist. Das Mineralsalz wird entsprechend auch als Nährsalz für das Muskel- und Nervengewebe bezeichnet, als Nervensalz, das stärkend auf Nerven und Psyche wirkt.

Strophanthus hispidus

Strophanthus hispidus ist eine Heilpflanze mit herzwirksamen Inhaltsstoffen. Auch das homöopathische Mittel wird eingesetzt, wenn Herzbeschwerden im Vordergrund stehen.

Matthias Wischner: Materia medica für Anfänger – 42 wichtige homöopathische Arzneimittel. KVC Verlag, 2. Aufl. Essen 2013

Weitere Methoden zum Stressabbau

Lernstrategien

Durch gute Lernstrategien lässt sich Zeitdruck vermeiden und dadurch Angst verringern. Sie ermöglichen zudem eine effektive Prüfungsvorbereitung. Die folgende Übersicht nennt bewährte Lernstrategien.

- Fangen Sie rechtzeitig an zu lernen.
- Lernen Sie zielgerichtet, d. h. machen Sie sich noch einmal genau die Anforderungen für die Prüfung klar, holen Sie Informationen über die Prüfungssituation und den Prüfer ein.
- Nutzen Sie evtl. ein professionelles Lerntraining oder -coaching.
- Bleiben Sie realistisch, was die Ansprüche an sich selber angeht. Wer sehr gute Leistungen erzielen will, muss sehr gut vorbereitet sein.
- Sehen Sie Ihre Prüfungsangst auch einmal positiv: Ihr Körper bereitet sich auf eine Hochleistung vor.
- Machen Sie sich noch einmal die negativen Konsequenzen klar, wenn Sie die Prüfung nicht oder schlechter als erwartet bestehen. In

der Regel sind die Folgen nicht so dramatisch, wie man sich zuvor einredet.

- Trainieren Sie die Prüfungs- oder Klausursituation. Probeklausuren, ähnliche Übungssituationen zuhause, das Durchspielen einer Prüfung, eines Referates etc. führen zu einem Gewöhnungseffekt, durch den die reale Prüfungssituation an Angst verliert. Zudem kann man möglichen Stressoren der aktuellen Situation (Umgang mit Technik, Überlänge des Vortrages etc.) vorbeugen.
- Bedenken Sie Ihre innere Einstellung. Gelingt es Ihnen, die Prüfung als Herausforderung zu sehen, als Möglichkeit, die eigenen Kenntnisse darzustellen?

(Kiefer et al. 2006)

Verhaltenstherapie und Neurolinguistisches Programmieren

Die Literatur zu Lernstörungen zeigt, dass die Prüfungssituation stark von der psychischen Verfassung, diese wiederum deutlich von den persönlichen Erwartungen geprägt wird. Menschen mit negativen Erwartungen („Ich schaffe es ja eh nicht") neigen dazu, im Vorfeld gedanklich um ihren erwarteten Misserfolg zu kreisen („Was mache ich, wenn ich die Prüfung nicht wiederholen kann? Soll ich mich besser krankschreiben lassen? Das hat jetzt auch keinen Sinn mehr zu lernen"), was sich negativ auf das Lernverhalten auswirkt und wiederum die Prüfungsangst verstärkt.

Erinnern wir uns an den Stressforscher Hans Seyle, der Stress definiert hat als unsere **Reaktion** auf eine Situation. In der Psychologie spricht man von „Bewertung": Nicht unsere Gefühle, die durch ein Ereignis entstehen, sondern unsere Bewertung, die Sicht auf dieses Ereignis bestimmt, wie wir damit umgehen. An dieser Stelle setzt die kognitive Verhaltenstherapie an: Sie will dabei helfen, unsere Bewertung oder Beurteilung eines Ereignisses, einer Situation zu beeinflussen.

Beim Neurolinguistischen Programmieren (NLP) werden ganz bewusst positive Gedankenmuster eingeübt. Die mit einer Prüfung ganz natürlich auftretenden Ängste werden als normal bzw. als Herausforderung und Stimulation erlebt („Ich lerne eben nur unter Druck"). Ist die

Erwartungshaltung positiv („Wird schon gut gehen“), dann wird die Zeit vor der Prüfung zielorientierter genutzt, und dann kann auch besser regeneriert werden.
Beim NLP geht man davon aus, dass jeder Mensch über die Möglichkeit verfügt, eine Veränderung, d. h. Umprogrammierung von negativen Gedanken in positive Gedanken zu erreichen. Die Botschaft lautet: Man kann etwas ändern, wenn man es will!
Als Strategie für die Entwicklung von positiven Erwartungshaltungen nutzt das NLP die starke Wechselbeziehung von Psyche und Sprache. Durch gezieltes Coaching und unter Einbeziehung aller Sinne und Wahrnehmungen werden subjektive Erwartungen, die z. B. durch negative Erfahrungen verursacht wurden, „umprogrammiert“.
NLP wird von professionellen Trainern und Coaches angeleitet.

Nachbemerkung

Liebe Leserin, lieber Leser! Vermutlich haben Sie sich dieses Buch gekauft (oder geschenkt bekommen), weil eine Prüfung bevorstand.

Wir hoffen sehr, dass die Lektüre Ihnen gezeigt hat: Sie sind den anstrengenden Vorbereitungsphasen und schlaflosen Nächten nicht ganz hilflos ausgeliefert.

Es gibt vieles, was Sie tun können, um die Angst zu reduzieren. Probieren Sie verschiedene Strategien aus und beobachten Sie, was bei Ihnen ganz speziell besonders gut anschlägt. In diesem Sinne: Viel Erfolg! Und bedenken Sie:

Es ist letztendlich **nur** eine Prüfung.

Wissenschaftliche Literatur

Baker DG, et al.: The effects of homeopathic Argentum nitricum on test anxiety. Complement Ther Med. 2003; 11 (2): 65–71.

Brockmeyer H: Prüfungsangst – Eine experimentelle Studie zur Wirkung der Ohrakupunktur auf Psyche und Hormone. Essen: KVC; 2005.

Coelho HF, Canter PH, Ernst E: The effectiveness of hypnosis for the treatment of anxiety. A systematic review. Prim Care Comm Psych. 2007; 12 (2): 49–63.

Ernst E: Herbal remedies for anxiety. A systematic review of controlled clinical trials. Phytomed. 2006; 13 (3): 205–208.

Eßwein, R, Carlsohn, A, Kohlmann, CW: Einfluss von Prüfungen auf emotionales Befinden und Ernährung: Eine Pilotstudie mit Bachelorstudierenden der Gesundheitsförderung. Präv Gesundheitsf; 2016. doi:10.1007/s11553-016-0569-7.

Gastpar M, Klimm HD: Treatment of anxiety, tension and restlessness states with Kava special extract WL 1490 in general practice: a randomized placebo-controlled double-blind

multicenter trial. Phytomed 2003; 10 (8): 631–639.
Herbst U et al.: Studierendenstress in Deutschland – eine empirische Untersuchung. Hrsg: AOK-Bundesverband; 2016.
Jacobs BP, et al.: An Internet-based randomized, placebo-controlled trial of Kava and Valerian for anxiety and insomnia. Medicine. 2005; 84: 197–207.
Kabat-Zinn J et al.: Effectiveness of a meditation-based stress reduction program in the treatment of anxiety disorders, Am J Psych. 1992; 149 (7): 936–943.
Kanji N, Ernst E: Autogenic training to reduce anxiety in nursing students. Randomized controlled trial. J Adv Nurs. 2006; 53 (6): 729–735.
Kennedy DO et al.: Acute anxiolytic effects of a refined Valeriana officinalis extract in healthy humans, Z Phytother. 2008; 29 (Suppl 1, Kongressband): S11.
Khalsa SB, et al.: Yoga ameliorates performance anxiety and mood disturbance in young professional musicians, Appl Psychophysiol Biofeedback. 2009; 34 (4): 279–289.

Krisanaprakornkit T et al.: Meditation therapy for anxiety disorders (Review), Cochrane Library. 2006; 3: 1–20.
MBSR-Verband: Kurse und Kompaktkurse. http://www.mbsr-verband.de/kurse-kompaktkurse.html [Stand: 10.08.2015].
Pilkington K et al.: Homeopathy for anxiety and anxiety disorders. A systematic review of the research. Homeopathy. 2006; 95 (3): 151–162.
Pilkington K et al.: Acupuncture for anxiety and anxiety disorders. A systematic literature review. Acupunct Med. 2007; 25: 1–10.
Seyle H: The stress of my life: a scientist's memoirs. Toronto: McClelland and Stewart; 1977.
Smith C et al.: A randomised comparative trial of yoga and relaxation to reduce stress and anxiety. Complement Ther Med. 2007; 15 (2): 77–83.
Shakeri A, Sahebkar A, Javadi B: Melissa officinalis L. A review of its traditional uses, phytochemistry and pharmacology. J Ethnopharmacol. 2016; 188: 204–228.
Scheffer M: Die original Bachblütentherapie. www.bach-bluetentherapie.de/bachbluetentherapie [Stand: 07.08.2015].

Subramanya P, Telles S: Effect of two yoga-based relaxation techniques on memory scores and state anxiety. BioPsychoSocial Med. 2009; 3: 8.

Teut M, Baur R: Integrative Medizin in der Senioren-Wohngemeinschaft. Praktische Erfahrungen aus der CAMGER-Studie. AHZ 2013; 258 (4): 9–15.

Tsai J Ch et al.: The beneficial effects of Tai Chi Chuan on blood pressure and lipid profile and anxiety status in a randomized controlled trial. J Altern Complement Med. 2003; 9 (5): 747–754.

Walach H, Rilling C, Engelke U: Efficacy of Bach-flower remedies in test anxiety. A double-blind, placebo-controlled, randomized trial with partial crossover. Anxiety Disorders. 2001; 15: 359–366.

Walsh R, Shapiro SL: The meeting of meditative disciplines and Western psychology: a mutually enriching dialogue. Am Psychol. 2006; 61 (3): 227–239.

Woelk H, Schläfke S: A multi-center, double-blind, randomised study of the Lavender oil preparation Silexan in comparison to Lorazepam for generalized anxiety disorder. Phytomedicine. 2010; 17 (2): 94–99.

Weitere Quellen

Bauer G et al.: Komplementärmedizin. Beratungsempfehlungen für die Selbstmedikation. Deutscher Apotheker Verlag, Stuttgart 2009.
Dobos G: Die Kräfte der Selbstheilung aktivieren. Mein erfolgreiches Therapiekonzept bei chronischen Erkrankungen. München: Zabert Sandmann; 2008.
Kiefer I, Skof S, Schwarz W: Fit im Kopf für Kinder und Jugendliche. Leoben: Kneipp-Verlag; 2006.
Koch M: Mein Gesundheitsbuch. München: dtv; 2004.
Paul A, Michalsen A (Hrsg.): Natürlich herzgesund. Essen: KVC; 2008.
Schilcher H, Kammerer S: Leitfaden Phytotherapie. München: Urban und Fischer; 2000.
v. Scheurl-Defersdorf M: Lernschwierigkeiten. Was läuft in unseren Schulen falsch. Natur und Heilen. 2000; 9: 36–43.

Vardai K: Behandlung verschiedener Erkrankungen von Schulkindern. Naturheilpraxis. 2004; 12.

Wiesenauer M, Kerckhoff A: Homöopathie für die ganze Familie. 9. bearbeitete Auflage. Stuttgart: Hirzel; 2008.

Die Autorin

Dr. Annette Kerckhoff, BSc Komplementärmedizin und European Master of Health Promotion, Lehrbeauftragte für naturheilkundliche Selbsthilfestrategien, Phytotherapie und Medizingeschichte, ist seit fast zwei Jahrzehnten auf die laienverständliche Vermittlung von Gesundheitswissen und Selbsthilfemaßnahmen spezialisiert. Sie hat zahlreiche Ratgeber und Patienteninformationen geschrieben und arbeitet für die Carstens-Stiftung : Natur und Medizin. Annette Kerckhoff hat diverse nebenberufliche Lehraufträge an der Hochschule für Gesundheit & Sport, Technik & Kunst (Berlin und Ismaning) und der Hochschule Coburg.

Die Buchreihe *Was tun bei* ... im KVC Verlag

Alkoholabhängigkeit – Homöopathie und Komplementärmedizin (2011)

Bluthochdruck – Mind-Body-Medizin und Naturheilkunde (2016)

Colitis ulcerosa und Morbus Crohn – Naturheilkunde und Integrative Medizin (4. Aufl. 2016)

Demenz – Vorbeugung und Selbsthilfe (2014)

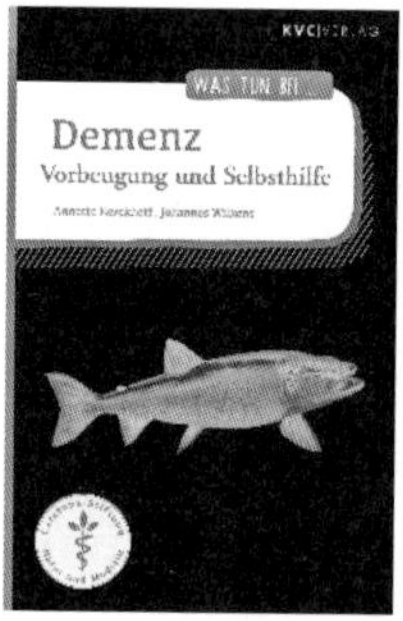

Depression – Homöopathie und Komplementärmedizin (2. Aufl. 2016)

Diagnose Krebs – Homöopathie und Schüßler Salze (2013)

Endometriose – Homöopathie und Naturheilkunde (2. Aufl. 2017)

Grauer Star und Altersweitsichtigkeit (2. Aufl. 2015)

Grippe und Infekte – Vorbeugung und Behandlung (2015)

Heilfasten (2010)

Heuschnupfen (2. Aufl. 2016)

Kopfschmerzen von Kindern (2007)

Mittelohrentzündung – Homöopathie und Naturheilkunde (2. Aufl. 2016)

Nagelpilz – Selbsthilfe und Naturheilkunde (2017)

Nasennebenhöhlenentzündung – Naturheilkunde und Homöopathie (2. Aufl. 2015)

Osteoporose – Vorbeugung und Selbsthilfe (2015)

Parkinson – Selbsthilfe und Komplementärmedizin (2. Aufl. 2017)

Prüfungsangst – Selbsthilfe und Naturheilkunde (2. Aufl. 2017)

Raucherentwöhnung (2. Aufl. 2014)

Rheuma – Naturheilkundliche Therapie (2. Aufl. 2014)

Schlafstörungen – Selbsthilfe und Schlaftypen (2. Aufl. 2017)

Schlaganfall – Vorbeugung und Nachbehandlung (2. Aufl. 2015)

Selbsthilfe bei Trockenen Augen (2. Aufl. 2015)

Krebs und therapiebedingte Nebenwirkungen – Selbsthilfestrategien und wertvolle Tipps (3. Aufl. 2016)

Wundheilung nach Operationen (2. Aufl. 2014)

Carstens-Stiftung : Natur und Medizin
Erforschen. Erklären. Erleben

Ob Pflanzenheilkunde, Homöopathie oder Blutegeltherapie – die Komplementärmedizin ist sehr vielseitig.

Wichtig ist die Frage, welches Therapieverfahren bei welchen Krankheiten helfen kann. Antworten zur Komplementärmedizin gibt die Carstens-Stiftung : Natur und Medizin. Die Stiftung mit Sitz in Essen setzt sich seit über dreißig Jahren dafür ein, dass Naturheilkunde und Homöopathie in der Medizin stärker verankert werden.

Die Carstens-Stiftung : Natur und Medizin ist auf Ihre Unterstützung angewiesen: Werden Sie Mitglied, spenden Sie für die Komplementärmedizin, empfehlen Sie uns weiter!

Auftrag der Stiftung ist es, Forschungsarbeiten zu veröffentlichen und die Ergebnisse verständlich aufzubereiten: Mit der Gründung des KVC Verlages im Jahr 1998 wurde dafür ein individuelles Profil geschaffen.

Mit Ihren Spenden fördern wir Forschung, beziehen Stellung und beraten Patienten unabhängig.